BEI GRIN MACHT SICH IHR WISSEN BEZAHLT

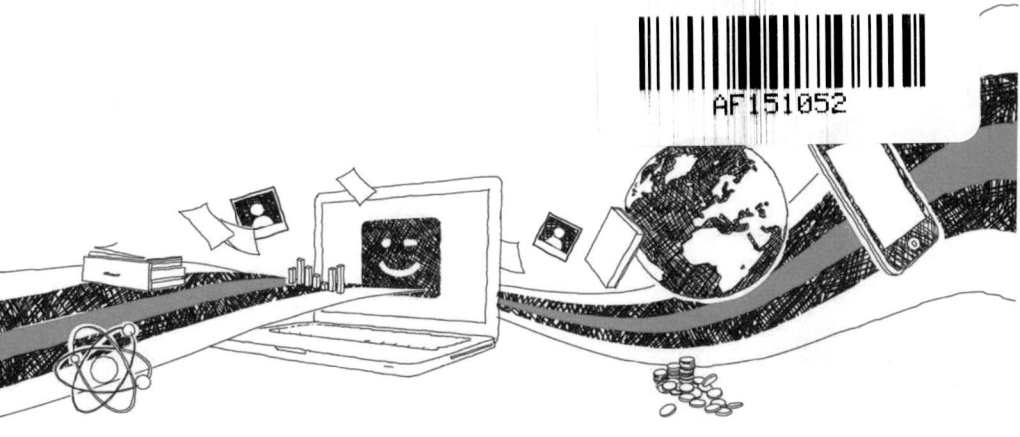

AF151052

- Wir veröffentlichen Ihre Hausarbeit, Bachelor- und Masterarbeit

- Ihr eigenes eBook und Buch - weltweit in allen wichtigen Shops

- Verdienen Sie an jedem Verkauf

Jetzt bei www.GRIN.com hochladen und kostenlos publizieren

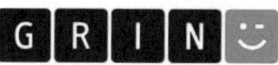

Christopher Arthur Kupka

Evidence-based Nursing. Katheterisierung der Harnblase

GRIN Verlag

Bibliografische Information der Deutschen Nationalbibliothek:

Die Deutsche Bibliothek verzeichnet diese Publikation in der Deutschen National-
bibliografie; detaillierte bibliografische Daten sind im Internet über http://dnb.d-
nb.de/ abrufbar.

Impressum:

Copyright © 2014 GRIN Verlag GmbH
Druck und Bindung: Books on Demand GmbH, Norderstedt Germany
ISBN: 978-3-656-96008-9

Dieses Buch bei GRIN:

http://www.grin.com/de/e-book/299049/evidence-based-nursing-katheterisierung-
der-harnblase

GRIN - Your knowledge has value

Der GRIN Verlag publiziert seit 1998 wissenschaftliche Arbeiten von Studenten, Hochschullehrern und anderen Akademikern als eBook und gedrucktes Buch. Die Verlagswebsite www.grin.com ist die ideale Plattform zur Veröffentlichung von Hausarbeiten, Abschlussarbeiten, wissenschaftlichen Aufsätzen, Dissertationen und Fachbüchern.

Besuchen Sie uns im Internet:

http://www.grin.com/

http://www.facebook.com/grincom

http://www.twitter.com/grin_com

Fachbereich Pflege und Gesundheit

Studiengang Pflege dual

4. Semester

Hausarbeit

Evidence-based Nursing

Katheterisierung der Harnblase

Vorgelegt am	23.11.2014
Vorgelegt von	Kupka, Christopher
Modul	Evidence-based Nursing

Inhalt

1. Einleitung 5

2. Katheterisierung der Harnblase 6

3. Klinische Wirksamkeit antibiotikabeschichteter Katheter 8

    3.1 Formulierung der Forschungsfrage 8

    3.2 Systematische Studienrecherche 10

    3.4 Antimicrobial catheters for reduction of symptomatic urinary tract infection
        in adults requiring short-term catheterisation in hospital. 11

4. Auswertung der Forschungsergebnisse 12

5. Handlungsempfehlung 14

6. Literatur- und Quellenverzeichnis 16

Abbildungsverzeichnis

Abbildung 1: PIKE-Schema 9

Tabellenverzeichnis

Tabelle 1: Vier-Felder-Tafel 13

Abkürzungsverzeichnis

CAUTI	Catheter-associated urinary tract infection
OR	Odds ratio
PTFE	Polytetraflourethylen
RCT	Randomised controlled trial
RKI	Robert Koch-Institut

1. Einleitung

Um den zukünftig zunehmenden demographischen Herausforderungen adäquat begegnen und eine hohe pflegerische Versorgungsqualität aufrechterhalten zu können, wird evidenzbasiertes Handeln auf Grundlage eines wissenschaftlichen Fundus benötigt (Schaeffer, Behrens & Görres, 2008, S. 7). Evidenzbasiertes Handeln in der Pflege wird als Evidence-based Nursing bezeichnet. Behrens und Langer (2010a, S. 25) definieren Evidence-based Nursing als „[...] die Nutzung der derzeit besten wissenschaftlich belegten Erfahrungen Dritter im individuellen Arbeitsbündnis zwischen einzigartigen Pflegebedürftigen oder einzigartigem Pflegesystem und professionell Pflegenden.". Mit ihrer Definition schließen die Autoren neben der Beurteilung von Forschungsarbeiten auch die Implementierung externer Evidence in die Pflegepraxis mit ein. Als externe Evidence wird hierbei jegliches Wissen, welches aus der Erfahrung Dritter gezogen werden kann, verstanden, wohingegen jenes Wissen, welches die Pflegenden im Kontakt mit Pflegebedürftigen generiert, als interne Evidence bezeichnet wird (Behrens & Langer, 2010b, S. 27-28). Zu beachten ist, dass die pflegerische Entscheidungsfindung nicht ausschließlich von externer Evidence abhängt. In diesen Entscheidungsprozess sind mehrere Faktoren eingebunden. Dabei stellt externe Evidence eine wichtige Ergänzung dar. Behrens & Langer (2010b, S. 46-47) empfehlen, Forschungsergebnisse immer in Zusammenhang mit der individuellen pflegerischen Expertise, den Zielen und Bedürfnissen der zu Pflegenden sowie unter Berücksichtigung von Umgebungsbedingungen wie z.B. Materialien und gesetzlichen Rahmen umzusetzen. Um eine einvernehmliche Entscheidung zwischen Pflegenden und Pflegebedürftigen zu erreichen, ist die Zusammenführung von interner und externer Evidence notwendig (Behrens & Langer, 2010b, S. 47).

Nachdem ein Kapitel des Handbuches „Evidence-based Nursing" von Behrens & Langer zusammengefasst ist, erhält der Leser einen Einblick in die Erstellung einer klinischen Fragestellung sowie in die Recherche über eine auf die Fragestellung spezifisch zutreffende Studie in der Datenbank PubMed. Abschließend zeigt der Autor die Bedeutung der Ergebnisse aus dem Buchkapitel und der gefundenen Studie für die Pflegepraxis auf.

2. Katheterisierung der Harnblase

Im Folgenden wird der Studierende das sechste Kapitel „Katheterisierung der Harnblase" des Handbuches „Evidence-based Nursing" von Behrens & Langer (2010b, S. 91-
106) zusammenfassen und die enthaltenen Empfehlungen darstellen. Dieses Buch hat
zum Ziel, vorliegende externe Evidence zu bestimmten pflegerischen Handlungen zu-
sammenzufassen und somit das Umsetzen in die pflegerische Praxis zu vereinfachen.

Bevor die Autoren dieses Kapitels Almuth Berg und Steffen Fleischer mit der Zusam-
menfassung der externen Evidence beginnen, werden folgende Unterscheidungen
vorgenommen. Grundsätzlich zu unterscheiden ist demnach zum einen die Dauerka-
theterisierung von der intermittierenden Katheterisierung, zum anderen wird zwischen
der transurethralen und der suprapubischen Katheterisierung differenziert.

Zu Beginn des Kapitels wird die katheterassoziierte Harnwegsinfektion als die häufigste Komplikation bei der Verwendung von Dauerkathetern beschrieben, die vorwiegend
durch die Bildung eines sowohl intra- als auch extraluminalen Biofilms entsteht (Nicolle,
2005, zit. nach Behrens & Langer, 2010b, S. 91). Auf Basis systematischer Übersichtsarbeiten und anderen Studien wird geschätzt, dass Harnwegsinfekte den größten
Teil an nosokomialen Infektionen ausmachen. Weitere Untersuchungen haben erge-
ben, dass es zudem z.b. zu katheterassoziierten Schleimhautverletzungen oder einer
Katheterobstruktion mit einhergehendem Urinrückstau und damit zu Schädigungen
der Nieren kommen kann (Godfrey & Fraczyk, 2005, zit. nach Behrens & Langer,
2010b, S. 92).

Einer systematischen Übersichtsarbeit zufolge ist bei kurzzeitiger Katheterisierung die
intermittierende Selbstkatheterisierung dem Dauerkatheter vorzuziehen. Zudem gibt es
Übersichtsarbeiten, in denen Vergleiche zwischen suprapubischer, intermittierender
und transurethraler Katheterisierung in den Parametern Bakteriurie, Rekatheterisierung
und subjektives Empfinden in einem Zeitraum von unter 14 Tagen zusammengefasst
werden. Es zeigt sich eine Überlegenheit der suprapubischen und intermittierenden
Katheterisierung gegenüber dem transurethralen Katheter (Niël-Weise & van den Bro-
ek, 2005, zit. nach Behrens & Langer, 2010b, S. 93). Derartige Vergleiche, die einen
Zeitraum von mehr als 14 Tage umfassen, sind nicht gefunden worden.

Aufgrund diverser Untersuchungen können Silikonkatheter bei längerer Liegedauer mit
schwacher Evidence empfohlen werden; das RKI spricht von einer Liegedauer von
über 5 Tagen (AWMF, 2005, zit. nach Behrens & Langer, 2010b, S. 94; RKI, 1999, zit.

nach Behrens & Langer, 2010b, S. 94). Für eine Liegedauer von mehr als 30 Tagen konnte eine randomisierte kontrollierte Studie (RCT) keine Überlegenheit eines bestimmten Kathetermaterials feststellen. Einer anderen Übersichtsarbeit ist zu entnehmen, dass es für den Zeitraum von 4 Tagen keinen signifikanten Unterschied zwischen Latex- und Silikonkathetern bzgl. der Entstehung einer katheterassoziierten Harnwegsinfektion gibt (Schumm & Lam, 2008, zit. nach Behrens & Langer, 2010b, S. 94). Ferner wurden antibiotisch und antiseptisch beschichtete Katheter mit folgendem Ergebnis miteinander verglichen. Silberbeschichtete Katheter haben denselben positiven Effekt auf die Infektionshäufigkeit bei einer maximal einwöchigen Liegedauer wie antibiotikabeschichtete Katheter (mittlere bis starke Evidenz). Bei zwei- bis dreiwöchiger Liegedauer sind Silberbeschichtungen zu bevorzugen. Im Vergleich mit Silikonkathetern bei einer mindestens dreißigtägigen Liegedauer konnte keine Überlegenheit der Silberbeschichtung festgestellt werden; Studien derselben Art mit Antibiotika und Silikon sind zu diesem Zeitpunkt nicht vorhanden (Jahn, Preuss, Kernig, Seifert-Hühmer & Langer, 2007, zit. nach Behrens & Langer, 2010b, S. 95; Schumm & Lam, 2008, zit. nach Behrens & Langer, 2010b, S. 94-95).

Die Frage, welche hygienischen Maßnahmen bei der Katheterisierung wirksam sind, kann auf Grundlage der existierenden Evidenz nicht eindeutig geklärt werden. Grundsätzlich wird die Verwendung von Gleitgel bei der Katheterisierung empfohlen, da es mit schwacher Evidenz das Verletzungsrisiko für die Harnröhre sowie die Infektionshäufigkeit reduziert und die Katheterisierung für Männer damit als weniger unangenehm empfunden wird (Kambal, Chance, Cope & Beck, 2004, zit. nach Behrens & Langer, 2010b, S. 97; NHS QIS, 2004, zit. nach Behrens & Langer, 2010b, S. 97; Ogden, 2003, zit. nach Behrens & Langer, 2010b, S. 97). Um weiterhin das Risiko für katheterassoziierte Harnwegsinfektionen möglichst gering zu halten, wird zudem empfohlen, die Liegedauer des Katheters auf ein Minimum zu beschränken, „[…] vor und nach der Manipulation am Katheter durch Personal eine Händedesinfektion [durchzuführen] und während der Manipulation ein neues Paar nichtsteriler Handschuhe [zu tragen]." (Loczenski, 2006, zit. nach Behrens & Langer, 2010b, S. 99). Bei transurethralen Kathetern sollte die äußere Harnröhrenmündung und bei suprapubischen Kathetern die Genitalregion, das Punktionsgebiet sowie der Katheter selbst täglich mit Wasser und Seife gewaschen werden. Ein Verband sollte bei letzterem nur bei einer Entzündung der Punktionsstelle angebracht werden. Den Ergebnissen einer weiteren Übersichtsarbeit ist zu entnehmen, dass die Entfernung eines transurethralen Dauerkatheters zwischen 22 und 0 Uhr gegenüber der Entfernung zwischen 6 und 8 Uhr zu bevorzugen ist (Griffiths & Fernandez, 2007, zit. nach Behrens & Langer, 2010b, S. 101). Abschließend führen Behrens & Langer (2010b, S. 103) an, dass sie ihre Aussagen auf der Grundlage einer eingeschränkten Evidence-Lage getroffen werden. Damit machen sie deutlich, dass ein erheblicher Bedarf an weiteren Studien besteht.

3. Klinische Wirksamkeit antibiotikabeschichteter Katheter

Weiterführend wird eine adäquate Fragestellung nach dem PICO-Schema formuliert. Zudem führt der Studierende eine Recherche über die gestellte Frage in der Datenbank PubMed durch. Anschließend findet sich das Abstract der gefundenen Studie.

Katheterassoziierte Harnwegsinfektionen stellen die häufigste Komplikation bei der Verwendung eines Dauerkatheters sowie den größten Anteil aller nosokomial erworbenen Infektionen dar (Behrens & Langer, 2010b, S. 91-92; Menche & Langen/Hessen, 2011, S. 963). Dadurch nimmt hier die Prävention eine bedeutende Stellung ein, da eine Infektion der Harnwege für den Patienten mit einem längeren Krankenhausaufenthalt sowie verzögerten Genesungsprozess einhergehen kann. Zusätzlich ist sie mit signifikanten Kosten für das Krankenhaus verbunden.

Es existieren verschiedene Indikationen für die Katheterisierung der Harnblase. Der Autor interessiert sich hier insbesondere für Patienten, bei denen eine kurzzeitige Katheterisierung nach chirurgischen Eingriffen notwendig wird. Eine geeignete Studie, in der antibiotikabeschichtete Katheter mit Standardkatheter verglichen werden, konnten Behrens und Langer nicht recherchieren. Dies nimmt sich der Autor zum Anlass, aktuelle wissenschaftliche Studien zu diesem Themengebiet zu untersuchen und Handlungsempfehlungen für die Pflegepraxis zu formulieren.

3.1 Formulierung der Forschungsfrage

Die Formulierung einer klinischen Fragestellung im Rahmen einer Studienrecherche erweist sich als entscheidender Schritt, da bereits kleine Veränderungen in der Frage Folgen für die Recherche haben können. Somit ist die zu beantwortende Frage so präzise wie möglich zu formulieren (Khan, Kunz, Kleijnen & Antes, 2004, S. 10-11). Um sich das Problem bewusst zu machen und sich die anschließende Recherche zu erleichtern, empfehlen Behrens & Langer (2010a, S. 125) die Verwendung des PIKE-Schemas zur Formulierung einer klinischen Fragestellung. Die Komponenten „Setting" und „Zeit" stellen hierbei mögliche Erweiterungen dar, die der Autor dieser Hausarbeit für sinnvoll erachtet. Abbildung 1 verdeutlicht, wie die Komponenten des PIKE-Schemas gefüllt werden.

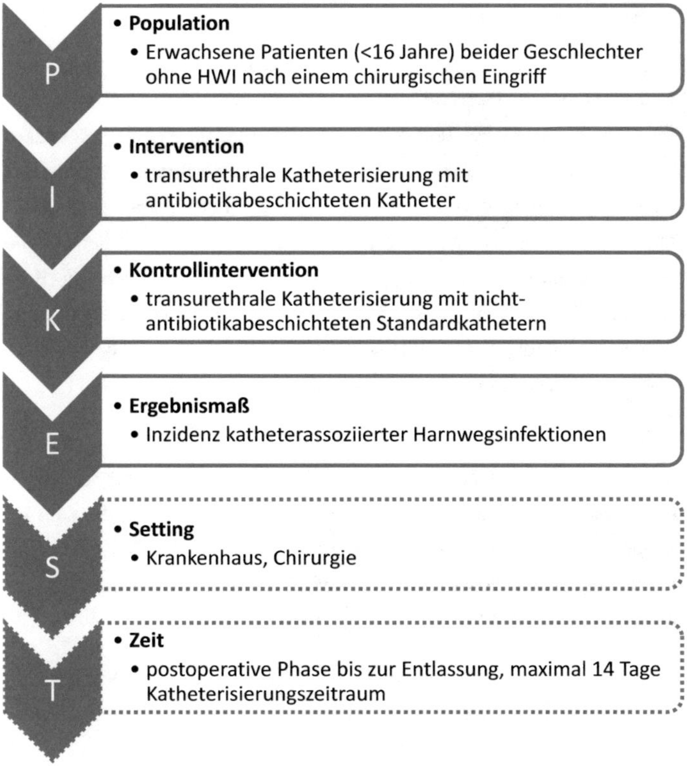

P
- Population
  - Erwachsene Patienten (<16 Jahre) beider Geschlechter ohne HWI nach einem chirurgischen Eingriff

I
- Intervention
  - transurethrale Katheterisierung mit antibiotikabeschichteten Katheter

K
- Kontrollintervention
  - transurethrale Katheterisierung mit nicht-antibiotikabeschichteten Standardkathetern

E
- Ergebnismaß
  - Inzidenz katheterassoziierter Harnwegsinfektionen

S
- Setting
  - Krankenhaus, Chirurgie

T
- Zeit
  - postoperative Phase bis zur Entlassung, maximal 14 Tage Katheterisierungszeitraum

Abbildung 1: PIKE-Schema (Eigendarstellung von Christopher Kupka)

Mithilfe des PIKE-Schemas formuliert der Studierende folgende Fragestellung:

„Kann bei erwachsenen Patienten ohne bestehende Harnwegsinfektion, die aufgrund eines chirurgischen Eingriffs im Krankenhaus einen transurethralen Katheter für einen maximalen Zeitraum von 14 Tagen benötigen, durch die Verwendung antibiotikabeschichteter Katheter im Vergleich zu der Verwendung von nicht-antibiotikabeschichteten Kathetern die Inzidenz einer katheterassoziierten Harnwegsinfektion reduziert werden?"

3.2 Systematische Studienrecherche

Mit der formulierten Forschungsfrage gilt es nun, entsprechende Studien in der Datenbank PubMed zu untersuchen. Dazu arbeitet der Studierende mit den so genannten Boole'schen Operatoren und MeSH-Terms bzw. Medical Subject Headings. Letztere definieren Khan et al. (2004, S. 129) als „definierte medizinische Schlagwörter für Recherchen [...], die zur Indexierung von Literaturstellen verwendet werden.". Die Boole'schen Operatoren AND, OR und NOT werden bei der Suche in Datenbanken wie PubMed verwendet, um die Literaturrecherche einzugrenzen bzw. zu erweitern (Behrens & Langer, 2010a, S. 145; Khan et al., 2004, S. 124). Zunächst wird mithilfe eines Boole'schen Operators und folgender MeSH-terms die Literaturrecherche eingegrenzt: *„catheter associated urinary tract infection prevention AND antibiotic catheters".*

Es folgt eine Auflistung von insgesamt 102 Studien, die auf die o.g. Sucheingabe zutreffen. Um weitere Studien auszuschließen bzw. um hochwertig durchgeführte Studien zu finden, wird nun mit der Betätigung des Icons „clinical trial" ausschließlich nach klinischen Studien gesucht, was den Studierenden zu 15 Studien führt. Zusätzlich werden noch alle Studien ausgeschlossen, die älter als 5 Jahre sind. Abschließend erscheint eine Auflistung folgender Studien:

1. Types of urethral catheter for reducing symptomatic urinary tract infections in hospitalised adults requiring short-term catheterisation.

2. Antimicrobial catheters for reduction of symptomatic urinary tract infection in adults requiring short-term catheterisation in hospital.

3. Application of a nanotechnology antimicrobial spray to prevent lower urinary tract infection.

4. Intermittent catheterization with a hydrophilic-coated catheter delays urinary tract infections in acute spinal cord injury.

3.4 Antimicrobial catheters for reduction of symptomatic urinary tract infection in adults requiring short-term catheterisation in hospital.

Im Folgenden findet sich das Abstract der Studie, die die Forschungsfrage beantwortet.

Abstract

BACKGROUND:

Catheter-associated urinary tract infection (CAUTI) is a major preventable cause of harm for patients in hospital. We aimed to establish whether short-term routine use of antimicrobial catheters reduced risk of CAUTI compared with standard polytetrafluoro-ethylene (PTFE) catheterisation.

METHODS:

In our parallel, three group, multicentre, randomised controlled superiority trial, we enrolled adults (aged ≥16 years) requiring short-term (≤14 days) catheterisation at 24 hospitals in the UK. Participants were randomly allocated 1:1:1 with a remote computer allocation to receive a silver alloy-coated catheter, a nitrofural-impregnated catheter, or a PTFE-coated catheter (control group). Patients undergoing unplanned catheterisation were also included and consent for participation was obtained retrospectively. Participants and trial staff were unmasked to treatment assignment. Data were collected by trial staff and by patient-reported questionnaires for 6 weeks after randomisation. The primary outcome was incidence of symptomatic urinary tract infection for which an antibiotic was prescribed by 6 weeks. We postulated that a 3·3% absolute reduction in CAUTI would represent sufficient benefit to recommend routine use of antimicrobial catheters. This study is registered, number ISRCTN75198618.

FINDINGS:

708 (10%) of 7102 randomly allocated participants were not catheterised, did not confirm consent, or withdrew, and were not included in the primary analyses. Compared with 271 (12·6%) of 2144 participants in the control group, 263 (12·5%) of 2097 participants allocated a silver alloy catheter had the primary outcome (difference -0·1% [95% CI -2·4 to 2·2]), as did 228 (10·6%) of 2153 participants allocated a nitrofural catheter(-2·1% [-4·2 to 0·1]). Rates of catheter-related discomfort were higher in the nitrofural group than they were in the other groups.

INTERPRETATION:

Silver alloy-coated catheters were not effective for reduction of incidence of symptomatic CAUTI. The reduction we noted in CAUTI associated with nitrofural-impregnated catheters was less than that regarded as clinically important. Routine use of antimicrobial-impregnated catheters is not supported by this trial.

FUNDING:

UK National Institute for Health Research Health Technology Assessment Programme.

(Institute of Cellular Medicine, 2012, Verfügbar unter http://www.ncbi.nlm.nih.gov/pubmed/23134837 [18.11.2014])

4. Auswertung der Forschungsergebnisse

Das anschließende Kapitel dieser Hausarbeit zeigt die Bedeutung der Ergebnisse des Kapitels "Katheterisierung der Harnblase" und des Abstracts der vorliegenden Studie für die pflegerische Praxis auf. Dabei wird ausschließlich auf Aspekte eingegangen, die für die klinische Fragestellung relevant sind.

Es wird davon ausgegangen, dass die katheterassoziierten Harnwegsinfekte den größten Teil aller nosokomialen Infektionen ausmachen. Daher wird präventiv wirksamen Maßnahmen eine enorm große Bedeutung zugeschrieben. Behrens & Langer (2010b, S. 94-95) führen mehrere Maßnahmen an, mit denen Harnwegsinfekte präventiv begegnet werden kann - unter anderem ist hier die Beschichtung der Katheter mit Antibiotika oder Antiseptika zu erwähnen. Die Idee dahinter ist, dass mithilfe derartiger Beschichtungen die Bildung eines extraluminalen Biofilms verhindert bzw. vermindert wird. Eine systematische Übersichtsarbeit von 2008 vergleicht antibiotisch und antiseptisch beschichtete Katheter im Hinblick auf die Infektionshäufigkeit. Dabei wurde festgestellt, dass beide Katheter die Infektionshäufigkeit bei kurzen Katheterisierungszeiträumen reduzierte. Behrens & Langer (2010b, S. 95) treffen dabei Aussagen, die auf der Grundlage mittelgradiger Evidence entstehen. Klare Handlungsempfehlungen können daher noch nicht getroffen werden.

Die Studie des Institute of Cellular Medicine der Newcastle University ist eine hochwertige Ergänzung für die derzeitige Studienlage. Dabei handelt es sich um eine randomisierte kontrollierte Studie, bei der die Teilnehmer per Zufallsauswahl einer Interventions- oder Kontrollgruppe zugeordnet werden. Durch die Randomisierung werden bekannte wie auch unbekannte Einflussgrößen gleichmäßig in beide Gruppen verteilt. Das führt dazu, dass Unterschiede in den beiden Gruppen sehr wahrscheinlich ausschließlich auf die Intervention zurückzuführen sind – in diesem Fall antibiotikabeschichtete, silberbeschichtete sowie nicht-beschichtete Katheter. Aus diesem Grund wird die RCT auch als „Goldstandard" bezeichnet (Behrens & Langer, 2010a, S. 192).

Mit dem Ziel, eine mögliche Überlegenheit antibiotikabeschichteter Katheter gegenüber Standardkatheter bzgl. ihrer CAUTI-reduzierenden Wirksamkeit festzustellen, werden die teilnehmenden Erwachsenen (<16 Jahre) zufällig in drei Gruppen eingeteilt. Dabei stellt die Gruppe mit den PTFE-Standardkathetern die Kontrollgruppe und die Gruppen mit den nitrofural- und silberbeschichteten Kathetern die Interventionsgruppen dar (Katheterisierungszeiträum ≤14 Tage). Das Ergebnismaß bzw. Outcome ist die Inzidenz symptomatischer Harnwegsinfekte nach 6 Wochen.

Da sich die zuvor gestellte Forschungsfrage ausschließlich auf den Vergleich zwischen antibiotikabeschichteter Kathetern und Standardkathetern begrenzt, sind in Tabelle 1 lediglich die dafür relevanten Ergebnisse übersichtlich dargestellt.

Tabelle 1: Vier-Felder-Tafel (Eigendarstellung von Christopher Kupka)

	Outcome = CAUTI		
	vorhanden	nicht vorhanden	Σ
Nitrofural	a = 228 (10,6%)	b = 1925 (89,4%)	2153
PTFE-Standard	c = 271 (12,6%)	d = 1873 (87,4%)	2144
Σ	499	3798	4297

Die Inzidenz der CAUTI in der Gruppe der antibiotikabeschichteten Katheter beträgt 228 von insgesamt 2153 Personen (10,6%). Demgegenüber haben 271 Personen (12,6%) von 2144 Personen mit einem PTFE-Standardkatheter eine symptomatische Harnwegsinfektion entwickelt. Absolut wie auch relativ gesehen weisen beide Gruppen ähnlich große Inzidenzen auf. Um zu verdeutlichen, in welchem Zusammenhang die antibiotikabeschichteten Katheter und die PTFE-Standardkatheter zu den Studienergebnissen stehen, bietet sich die Berechnung des Chancenverhältnisses, der so genannten Odds Ratio (OR) an. Die Odds Ratio „[...] ist ein Maß für die Stärke des Zusammenhangs zwischen zwei Merkmalen." (Klemperer, 2014, S. 114). Khan et al. (2004, S. 131) und Behrens & Langer (2010a, S. 226) beschreiben sie als das Verhältnis der Chance, dass ein Outcome in der Interventionsgruppe eintritt, zu der Chance, dass es in der Kontrollgruppe eintritt. Sie wird wie folgt berechnet:

$$OR = \frac{\frac{a}{b}}{\frac{c}{d}} = \frac{a \times d}{b \times c}$$

Wird die Formel nun mit den Ergebnissen der o.g. Studie gefüllt, erhält man folgende Odds Ratio:

$$OR = \frac{228 \times 1873}{1925 \times 271}$$

$$= \frac{427044}{521675}$$

$$\approx 0,82$$

In diesem Fall zeigt eine OR<1 an, dass die antibiotische Katheterbeschichtung wirksam ist, um das Risiko katheterassoziierter Harnwegsinfekte zu reduzieren. Die Population mit nitrofuralbeschichteten Kathetern hat gegenüber der Population mit PTFE-Standardkathetern eine 0,82 Mal so große Chance, eine CAUTI zu entwickeln.

5. Handlungsempfehlung

Im letzten Kapitel spricht der Studierende eine Handlungsempfehlung auf Grundlage der ihm vorliegenden Evidence aus.

Sowohl die Schumm & Lam (2008, zit. nach Behrens & Langer, 2010b, S. 95) als auch die aufgeführte Studie des Institute of Cellular Medicine der Newcastle University stellen fest, dass die Verwendung antibiotikabeschichtete Katheter bei (kurzzeitiger) Katheterisierung die Inzidenz katheterassoziierter Harnwegsinfektionen reduziert. Dennoch sprechen sie sich gegen die routinierte Verwendung solch beschichteter Katheter aus. Der Studierende rät ebenso von der routinierten Verwendung antibiotikabeschichteter Katheter ab.

Zwar deutet eine Odds Ratio von 0,82 auf deren Wirksamkeit hin, trotzdem müssen die Studienergebnisse kritisch betrachtet werden. Die Wissenschaftler der Newcastle University bezeichnen die Wirksamkeit antibiotikabeschichteter Katheter in dieser Studie als klinisch nicht relevant, da sie nicht das gewünschte Maß an Wirksamkeit erzielen. Speziell beschichtete Katheter sind immer mit zusätzlichen Kosten verbunden – die Beschichtung mit Nitrofural wird dementsprechend als ineffizient bewertet. Aus Sicht des angehenden Gesundheits- und Krankenpflegers und Autors sind die Folgen für die Pflegeeinrichtung zunächst jedoch zweitrangig. Im Rahmen der EbN-Methode stellt sich hier die Frage: „Welche Interventionen sind geeignet und effektiv für die Bedürfnisse und Bedarfe des von mir zu versorgenden Pflegebedürftigen?". Die Gefahr beim Einsatz von Antibiotika ist die, dass oft auch die residente Hautflora geschädigt wird, was wiederum den Aufbau von Resistenzen begünstigt. Multiresistente Erreger sind ein zunehmendes Problem und die Prävalenz nimmt weltweit zu (Menche & Langen/Hessen, 2011, S. 970; Schimmelpfennig, 2014, S. 948). Daher sollten sie nicht durch Verwendung von Breitspektrumantibiotika im Resistenzaufbau unterstützt werden.

Ob antibiotikabeschichtete Katheter tatsächlich die Entwicklung von Resistenzen begünstigen, muss jedoch noch durch weitere Studien untersucht werden. Bis diese mögliche Folge nicht evidence-basiert ausgeschlossen werde kann, empfiehlt der Studierende je nach Katheterisierungszeitraum (siehe Kapitel 2) die Verwendung von Silikon- und Latexkathetern, wobei auch hier weiterer Forschungsbedarf deutlich wird. Bis klare evidence-basierte Aussagen getroffen werden können, wird außerdem auf hygienische Maßnahmen beim Legen und Entfernen des Katheters sowie während des Handlings geachtet, um einer möglichen Kontamination vorzubeugen.

Handlungsempfehlung im Rahmen der klinischen Fragestellung: *Die Verwendung antibiotikabeschichteter Katheter im Rahmen der postoperativen Versorgung wird nicht empfohlen, da noch Forschungsbedarf bei möglichen Auswirkungen der Arzneimittel besteht. Alternativen wie Katheter mit Silberbeschichtungen können ebenfalls nicht auf Basis hochgradiger Evidence empfohlen werden. Auch hier sind Differenzen zwischen der gefundenen RCT und den Angaben von Behrens & Langer (2010b) zu vermerken. Daher empfiehlt der Autor je nach Katheterisierungszeitraum die Verwendung von Latex- oder Silikonkathetern. Entsprechend zu beachten sind außerdem die bereits vorliegenden Forschungsergebnisse, die beispielsweise zu den Themen „hygienische Maßnahmen bei der Durchführung der Katheterisierung" und „Katheterisierungsarten" in mittelgradiger Evidence vorliegen.*

6. Literatur- und Quellenverzeichnis

Behrens, J. & Langer, G. (2010a). *Evidence-based Nursing and Caring. Methoden und Ethik der Pflegepraxis und Versorgungsforschung.* Bern: Verlag Hans Huber.

Behrens, J. & Langer, G. (2010b). *Handbuch. Evidence-based Nursing. Externe Evidence für die Pflegepraxis.* Bern: Verlag Hans Huber.

Institute of Cellular Medicine, Newcastle University. (Dezember 2012). *Antimicrobial catheters for reduction of symptomatic urinary tract infection in adults requiring short-term catheterisation in hospital: a multicentre randomised controlled trial.* Verfügbar unter http://www.ncbi.nlm.nih.gov/pubmed/23134837 [18.11.2014].

Kahn, K. S., Kunz, R., Kleijnen, J. & Antes, G. (2004). *Systematische Übersichten und Meta-Analysen. Ein Handbuch für Ärzte in Klinik und Praxis sowie Experten im Gesundheitswesen.* Berlin: Springer-Verlag.

Klemperer, D. (2014). *Sozialmedizin – Public Health – Gesundheitswissenschaften. Lehrbuch für Gesundheits- und Sozialberufe.* Bern: Verlag Hans Huber.

Menche, N. & Langen/Hessen. (2011). *Pflege heute.* München: Elsevier.

Schaeffer, D., Behrens, J. & Görres, S. (2008). *Optimierung und Evidenzbasierung pflegerischen Handelns. Ergebnisse und Herausforderungen der Pflegeforschung.* Weinheim: Juventa Verlag.

Schimmelpfennig, M. (2014). Aktiv werden gegen MRSA. *Die Schwester Der Pfleger, Jahrg. 10/14,* 948-953.